AF475870

DES ALTÉRATIONS OSSEUSES

A LA SUITE

DES MALADIES GRAVES

Par le Docteur Amédée LÉVESQUE

ANCIEN INTERNE DES HÔPITAUX

ET MEMBRE DE LA SOCIÉTÉ DE MÉDECINE DE ROUEN

MÉDECIN DU BUREAU DE BIENFAISANCE

MÉDECIN INSPECTEUR DES ÉCOLES

ROUEN 1885

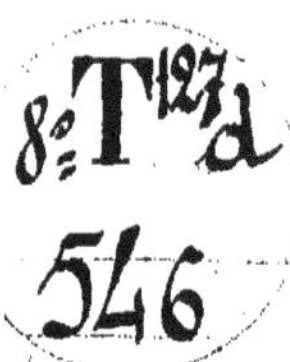

DES ALTÉRATIONS OSSEUSES

A LA SUITE

DES MALADIES GRAVES

Par le Docteur Amédée LÉVESQUE

ANCIEN INTERNE DES HÔPITAUX
ET MEMBRE DE LA SOCIÉTÉ DE MÉDECINE DE ROUEN
MÉDECIN DU BUREAU DE BIENFAISANCE
MÉDECIN INSPECTEUR DES ÉCOLES

ROUEN 1885

DES ALTÉRATIONS DES OS

A LA SUITE DES MALADIES GRAVES

Quand nous avons publié en 1879 notre travail sur la *Périostite dans la convalescence de la fièvre typhoïde,* nous avions été frappé de n'avoir pas vu signalé dans les auteurs un rapport de cause à effet entre ces deux maladies.

Seul, un mémoire de M. le docteur Mercier paru quelques mois auparavant étudiait cette affection et en reconnaissait pour cause la fièvre typhoïde.

Nous avons alors publié un assez grand nombre d'observations, et cherché, à l'aide de faits assez nombreux, à établir une corrélation qui nous paraissait évidente.

Dans ces sept dernières années, nous avons eu l'occasion de soigner de nombreuses fièvres typhoïdes et de suivre souvent pendant plusieurs années nos malades après leur guérison.

Deux choses alors nous ont frappé :

D'abord que la fièvre typhoïde n'est pas la seule maladie qui ait pour conséquence des périostites, nous l'avons retrouvée après des varioles et des scarlatines, ensuite que des affections osseuses autres que celle-ci pouvaient survenir à la suite de maladies graves.

N'ayant pas l'intention de donner une grande étendue à notre travail que nous ne considérons que comme le complément du précédent, nous ne publierons pas d'observations nouvelles, et encore moins ne reviendrons-nous pas sur celles précédemment publiées, nous nous contenterons de citer les diverses affections osseuses qu'il nous a été donné de voir en notant les maladies qui les avaient provoquées.

De 1879 à 1886 (fin) nous avons constaté cinq périostistes

proprement dites, deux phlegmons sous périostiques, sans altération évidente de l'os, enfin deux périostites avec nécrose.

La variole nous a fourni deux cas : une périostite simple du tibia ; une nécrose de l'humérus.

La scarlatine deux cas : un phlegmon sous périostique du tibia sans esquille ; un phlegmon, avec esquille de l'extrémité supérieure du cubitus.

Enfin, la fièvre typhoïde cinq cas : trois périostites siégeant toutes sur le tibia ;

Une périostite avec nécrose du bord alvéolaire du maxillaire supérieur ;

Enfin une nécrose de l'extrémité inférieure de l'humérus.

Ainsi qu'il résulte de cette statistique, c'est toujours la fièvre typhoïde qui est la cause la plus fréquente. Si nous ajoutons, tout en nous tenant aux observations qui nous sont strictement personnelles, les trois observations que nous avons déjà publiées et qui toutes avaient pour objet le nécrose du tibia, nous trouvons :

Le tibia pris huit fois ;
L'humérus, deux fois ;
Le cubitus, une fois ;
Le maxillaire supérieur, une fois.

Dans ce nombre, nous avons fait entrer l'observation d'un enfant atteint de nécrose de l'extrémité inférieure de l'humérus. celle-ci comme consécutive à une fièvre typhoïde.

Nous n'avons pas à la vérité constaté l'existence de cette maladie chez notre sujet, n'ayant été appelé qu'à l'apparition des phénomènes inflammatoires locaux ; mais des renseignements pris alors, il résultait que bien qu'il n'eût pas pris le lit, l'enfant était souffrant depuis quinze à vingt jours ; que son malaise avait débuté par de la céphalalgie et des épitaxis, qu'il avait eu ensuite, pendant plusieurs jours, de la fièvre avec perte de l'appétit et diarrhée, quoique pendant tout ce temps il eût pu continuer à soigner son père atteint de fièvre typhoïde grave. Nous nous croyons donc autorisé à croire que l'enfant a eu lui-même une fièvre typhoïde légère à la fin de laquelle la périostite s'est déclarée. Mais dussions-nous faire abstraction de cette dernière observation que cela modifierait peu notre résultat.

L'observation est d'ailleurs intéressante à un autre titre, elle montre qu'il n'est pas nécessaire que la maladie initiale ait eu elle-même une gravité grande pour amener cette complication.

L'enfant vivait d'ailleurs dans un milieu misérable.

Nous n'avons pas l'intention d'étudier séparément chacune des altérations osseuses dont nous avons parlé, pas plus au point de vue de leur marche que de leur traitement. C'est seulement au point de vue de leur étiologie que nous voulons les envisager. Aussi bien leur marche et leur terminaison ne paraissent-elles pas modifiées par les causes différentes qui les ont occasionnées. Qu'un phlegmon ou périostite reconnaisse pour cause une fièvre typhoïde ou une scarlatine, qu'une périostite résulte d'une variole ou d'une fièvre typhoïde, leur marche n'est nullement modifiée de ce fait. Peut-être en serait-il autrement si la cause était un traumatisme?

C'est non pas à la fin des maladies mais dans leur convalescence même que nous voyons débuter la maladie. Les premiers accidents peuvent, dans la fièvre typhoïde, n'apparaître que cinquante jours après les premiers symptômes.

A cette époque, le malade commence à se lever, à marcher; le traumatisme est-il pour quelque chose dans l'affection qui apparaît alors? Pour notre compte, dans un cas, nous voyons bien le malade raconter qu'il s'est heurté la jambe, mais le choc, il le dit lui-même, a été peu violent, aucune rougeur ne l'a suivi; c'est seulement plusieurs jours après, qu'une douleur vive survenant, le malade s'en est souvenu.

Il garde le lit alors, et malgré cela, un autre point, qui n'a été le siége d'aucun traumatisme, s'enflamme bientôt; puis l'autre jambe à son tour devient douloureuse. Nos autres malades affirment ne s'être donné aucun coup.

Les points superficiels ne sont pas seuls d'ailleurs exposés à l'inflammation périostique : un malade présentait en plus de la périostite siégeant sur la face interne du tibia, deux exostoses situées l'une au-dessus de la malléole interne gauche, l'autre au-dessus du condyle interne du fémur, c'est-à-dire en des points où le périoste est bien protégé contre tout traumatisme, par les saillies que forment les tubérosités voisines.

Ainsi donc, sans nier qu'un traumatisme puisse déterminer la périostite, ou tout au moins le lieu d'élection de celle-ci, nous croyons qu'elle a une cause plus importante et dans le caractère un peu spécial du périoste aux endroits qu'elle affectionne (dans la diaphyse des os longs, il est plus vasculaire et moins adhérent à l'os), et surtout dans la constitution histologique particulière qu'il affecte à l'âge où elle se montre le plus ordinairement.

C'est en effet entre vingt et vingt-cinq ans, chez les hommes, que cette affection se montre d'habitude ; or, n'est-ce pas à cette époque que le périoste, ayant terminé sa fonction génératrice, se trouve dans cet état particulier si bien décrit par le professeur Gosselin, où la couche ostéogène, composée de tissu embryonnaire, rétrograde vers un état rudimentaire et semble sommeiller, jusqu'à ce qu'elle reprenne une activité nouvelle sous l'influence d'un traumatisme.

Nous avons ouvert le canal médullaire des os longs chez des individus qui avaient succombé à la fièvre typhoïde ; la moelle était plus vascularisée, plus rouge et moins riche en globules graisseux qu'à l'état normal.

Chez ceux-là pourtant il n'y avait de lésion ni osseuse, ni périostite. Y a-t-il un rapport entre cet état anatomique de la moelle et la périostite ? Est-il, comme le veulent quelques-uns, la première période de l'ostéo-myélite ? Nous ne nous prononçons pas, mais les nécroses que nous avons observées ont toujours été si superficielles, si limitées, que nous ne croyons pas pouvoir les mettre sous la dépendance de cette dernière affection.

Aucun de nos malades n'était scrofuleux ni rhumatisant ; un seul était syphilitique, les chancres remontaient à cinq ou six ans, il n'avait pas eu d'accidents secondaires bien nets, sauf quelques amygdalites auxquelles il était déjà sujet auparavant, pas d'accidents tertiaires, ni alors, ni même aujourd'hui. Nous savons bien qu'il en est de la syphilis ainsi que de certaines diathèses, à qui une maladie grave, qui déprime l'organisme, donne le *coup de fouet*. Mais chez lui comme chez les autres le traitement spécifique n'a pas amené d'amélioration.

Plusieurs conditions sont vraisemblablement nécessaires à la formation de la périostite ou des autres altérations osseuses ; ces conditions sont inhérentes pour les unes à la constitution des malades, les autres proviennent du traumatisme et enfin la forme même de la fièvre typhoïde doit être mise en ligne de compte.

M Mercier considère, avec le professeur Saujot, ces inflammations périostiques, comme les manifestations d'une scrofulose tardive et acquise, survenant chez des individus bien portants, mais dont la constitution aurait été fortement ébranlée par l'ensemble des conditions de la vie militaire.

Nos malades à nous n'étaient pas soldats et, pour un certain nombre, la moitié environ, les conditions hygiéniques où ils se trouvaient s'opposent à l'idée d'une diathèse scrofuleuse survenant à la suite de fatigues ou de privations.

Nous avons dit ce que nous pensions du traumatisme ; quant à la fièvre typhoïde, nous pensons que c'est seulement par un grand nombre d'observations qu'on pourra juger quelle est son action. Celles que nous avons observées n'avaient pas été particulièrement graves ; l'une même s'était, avons-nous dit, passée sans que l'enfant s'alitât.

Il en était de même pour un de nos deux cas de variole. Dans l'autre, au contraire, celui où il y eut nécrose de deux fragments osseux de l'humérus, la variole avait été hémorrhagique, et l'enfant était manifestement scrofuleux.

Nous croyons que le jeune âge est la cause prédisposante par excellence. L'âge de nos malades variait de douze à vingt-huit ans. Nous n'avons connu aucun cas après cet âge.

Nous n'avons jamais vu d'altérations osseuses chez des femmes ou des jeunes filles.

Nous n'avons pas vu d'individus succomber aux affections que nous décrivons, nous n'aurons donc pas lieu de nous étendre sur l'anatomie pathologique. Ce que nous avons vu, c'est, dans la périostite phlegmoneuse, l'abcès étant ouvert soit spontanément soit à l'aide de la lancette, le foyer purulent siéger entre l'os et le périoste, de sorte qu'il fallait inciser celui-ci pour arriver jusqu'à lui. Il n'en serait pas toujours ainsi, paraît-il, dans la périostite suppurée, et la collection purulente pourrait se former au-dessus de la membrane périostique. Follin l'explique ainsi par la vascularité plus grande et la texture plus lâche de la couche superficielle du périoste. « La couche interne, au contraire, peu vasculaire, blanche, comme tendineuse, joue un rôle moins important dans la périostite. »

Ce n'est là, ni anatomiquement, ni pathologiquement ce que nous avons vu, ni ce que nous avons lu dans le plus grand nombre des auteurs ; le pus se développe au-dessous du tissu propre, entre celui-ci et l'os, dans la couche ostéogène elle-même, et aux dépens de ces cellules embryonnaires destinées à devenir ostéoplastes ou globules de pus, selon le degré de l'inflammation à laquelle elles auront été soumises.

« Cette préférence du périoste, dit Louvet, à sécréter plus facilement du pus par sa surface interne, paraît être dans la présence du blastème sous périostique qui doit se prêter admirablement à la formation du pus, et favoriser le développement de la membrane d'enveloppe. »

Pour M. Mercier la face interne du périoste est notablement vascularisée, mais ne prend pas part à la suppuration, et reste adhérente à l'os. A cette vascularisation vient correspondre une activité sécrétoire et formatrice exagérée qui finit par donner lieu à un épaississement des couches externes de l'os, en constituant ainsi une périostose probablement indélébile. Pour lui, la nappe purulente est placée au-dessus du périoste ; en un mot, dit-il, la périostite est phlegmoneuse par sa face externe, et plastique par sa face interne.

Nous avons toujours vu pour notre compte un décollement plus ou moins étendu du périoste ; aussitôt l'abcès ouvert le stylet arrivait jusqu'à l'os, non encore nécrosé, mais déjà très-vascularisé et augmenté de volume ; une nécrose suivait toujours. Ces deux états se rencontrent en même temps, mais tous deux ont lieu aux dépens de la couche profonde.

L'abcès ouvert (il est en général peu volumineux et la quantité de pus qui s'en écoule ne dépasse pas une cuillerée à soupe), on voit au fond de la cavité le périoste rouge, vascularisé, épaissi, et si l'on écarte les bords de l'ouverture que l'on a faite dans son épaisseur, on peut, quoique difficilement, apercevoir au-dessous de lui, l'os, rougeâtre également et rugueux que l'on sent avec le stylet. Cet instrument nous permet de constater en outre un décollement du périoste, que dans les périostites observées nous avons toujours trouvé sensiblement le même, soit de la largeur d'une pièce d'un franc environ. Ce n'est que plus tard que cet os, qui est dès à présent destiné à se nécroser, prendra une coloration blanche, et que percuté il rendra sous le stylet un bruit sec caractéristiqne.

Car ce périoste, maintenant décollé, ne redeviendra plus adhérent à l'os, complètement du moins. Le décollement persistera : et l'on pourra toujours s'en rendre compte en introduisant obliquement par l'ouverture du trajet fistuleux qui se formera bientôt, un stylet qui accusera un décollement de deux à trois centimètres de longueur sur cinq à quinze millimètres de largeur. Ce décollement aura son grand axe, ainsi que le séquestre auquel il correspond, parallèle à celui du membre. Ainsi décollé, ce périoste se détruira, et plus tard, après l'élimination de l'esquille nécrosée, c'est aux dépens des bourgeons charnus de la couche sous-jacente que la réparation se fera.

M. Chassaignac explique par quel curieux travail se fait l'élimination d'une lame plus ou moins épaisse de la substance osseuse. Il consiste en un bourgeonnement qui détruit du dedans au dehors, la plaque osseuse nécrosée.

« Coïncidemment à l'inflammation des parties molles, la portion d'os dénudée se trouve limitée par un travail d'exsudation plastique par suite duquel les téguments se fixent à la circonférence de la surface osseuse dénudée. Cette surface prend une teinte rosée qui résulte de l'accroissement de vascularisation des couches du tissu osseux subjacent à la plaque nécrosée. Bientôt apparaissent des bourgeons charnus. Quand on examine leur mode de formation, on voit qu'ils ne se produisent pas à la surface de la lame nécrosée, mais au-dessous d'elle par le bourgeonnement du tissu osseux subjacent à la nécrose. Or, ce sont ces bourgeons qui viennent faire hernie à travers les trous dont se perfore, de dedans en dehors, la plaque nécrosée. »

Dans les périostites de cause typhique, contrairement à ce qui existe dans les périostites traumatiques que l'on a appelées diffuses ou dans les périostites idiopathiques, si tant est qu'elles existent, l'inflammation est circonscrite, et peut-être ce fait même aiderait-il au diagnostic différentiel. Nous disons circonscrite, et non pas localisée, car elle se montre sur plusieurs points, ou simultanément, ou consécutivement. L'os nécrosé est peu volumineux ; il se présente sous la forme d'une lamelle mince qui mesure entre vingt et trente millimètres de longueur sur cinq à dix de largeur. Son épaisseur ne dépasse pas trois à quatre millimètres ; il est d'un blanc mat ; le tissu osseux y est rarifié et les canalicules de Havers qui sont facilement devenus visibles à l'œil nu ont acquis un volume relativement considérable. (Remarquons bien que c'est toujours aux dépens de la substance compacte que ces nécroses se sont produites). Ces canalicules osseux dilatés pénètrent jusqu'à la superficie de l'os où subsiste une lamelle extrêmement mince dont la structure ne paraît pas modifiée à l'œil nu ; de telle sorte qu'il est facile de distinguer la face profonde de la face superficielle du séquestre qu'on a sous les yeux.

Quelle est la cause de cette raréfaction du tissu osseux dans la nécrose ?

Faut-il l'expliquer comme Gerdy par une résorption de la substance osseuse à la surface du canalicule à mesure que le vaisseau contenu s'hypérémie ?

Cornil et Ranvier se contentent d'exposer les idées émises et de faire des hypothèses.

C'est pour M. Gosselin le fait d'une résorption osseuse qui ne peut pas s'expliquer autrement que par la nature particulière de l'inflammation.

Mais nous avons dit que la périostite ne se terminait pas toujours par suppuration ; il y a quelquefois seulement exostose. Il est bien probable que là encore la cause qui aura produit celle-ci n'aura pas d'influence sur la forme anatomique qu'elle affectera.

Ranvier dit que ces productions osseuses appliquées sur la face externe d'un os long sont formées au début par des colonnes ou trabécules limitant des espaces où cheminent les vaisseaux ostéo-périostiques. La direction générale de ces vaisseaux, ainsi que celle des canaux qui les entourent, est perpendiculaire à l'axe de l'os long, ce qui fait que sur une coupe transversale, on voit la lumière des canaux de l'ancien os, tandis que ceux de l'os nouveau se présentent dans toute leur longueur. Ce serait alors les vaisseaux ostéo-périostiques qui détermineraient la direction des canaux de Havers et la disposition des lamelles; or, ces vaisseaux sont, comme on le sait, perpendiculaires à la surface de l'os.

Ces lamelles du tissu osseux de nouvelle formation sont parallèles et concentriques à l'os ancien. N'oublions pas non plus que si dans l'os nécrosé il y a raréfaction du tissu osseux, il est au contraire condensé dans l'exostose.

Enfin, dans les cas où la périostite se termine par résolution, il y a tout simplement résorption des éléments plastiques épanchés.

De même que la même maladie peut occasionner des lésions différentes, périostite, phlegmon sous périostique, avec ou sans exostoses, il semble que la périostite se présente sous trois formes, qui, pour se rencontrer quelquefois réunies chez le même individu, n'en sont pas moins distinctes.

Chacune d'elles, de même qu'elle a son caractère anatomique particulier, paraît correspondre à un état inflammatoire différent, et peut coexister chez le même malade.

Le premier degré ne se manifeste que par la douleur, et quelquefois un peu de gonflement qui disparaîtra bientôt. Nous avons vu cela très-manifestement : au tibia gauche, périostite qui suppure, au droit, douleur, mais peu ou point de gonflement.

Au second degré, nous avons une hyperplasie véritable, production osseuse persistante.

Au troisième, correspond la périostite phlegmoneuse, que l'abcès soit sus ou sous périostique ; qu'il y ait ou non nécrose et élimination d'un séquestre; que celle-ci soit enfin ou ne soit pas consécutive à l'ostéite.

Nous avons dit plus haut, nous basant sur ce que nous avions toujours vu le périoste décollé, que pour nous le pus siégeait immédiatement sur l'os; nous avons dit aussi que nous pensions que dans la périostite suppurée, la nécrose d'une lamelle osseuse était la règle, nous l'avons vu huit fois.

C'est, avons-nous dit, quand la fièvre a cessé, quand la convalescence est bien établie, et que le malade commence à se lever qu'éclate la maladie. Le traumatisme paraît y être à peu près étranger. En effet, nous l'avons reconnu deux fois seulement comme cause, et encore avons-nous constaté des périostites multiples dans ces deux cas. Si donc on doit en tenir compte quand il se produit, nous admettons le plus souvent que la périostite a lieu sans qu'il l'ait précédée.

Le syptôme initial est la douleur. Pas de fièvre qui annonce le début de l'affection. Le malade accuse tout d'abord une douleur vive à un point donné, douleur qui s'exaspère par le mouvement; de vague qu'elle était elle se localise bientôt et devient lancinante.

Cette douleur est telle qu'elle fait perdre aux malades l'appétit et le sommeil. Au dire des malades elle est plus vive encore la nuit que le jour. Le poids des couvertures même est insupportable. La moindre pression l'exaspère, ce qui rendra bien difficile la recherche de la fluctuation quand le gonflement sera survenu.

Quelquefois elle est intermittente, elle se calme pendant un instant, mais pour réapparaître au moindre mouvement qu'on fait subir au membre. C'est surtout quand celui-ci cessant d'être horizontal est porté en bas qu'elle est plus vive.

Cette douleur tient, a-t-on dit, à ce que le pus qui s'est formé entre l'os et le périoste tend à se faire jour d'un côté ou de l'autre; la résistance de l'os tend à lui opposer une barrière infranchissable, le périoste, de son côté, étant formé d'un tissu fibreux très-résistant forme une espèce de ceinture de fer contre la matière purulente qui cherche à le traverser.

Cette explication ne saurait nous satisfaire, attendu que la douleur est le symptôme premier et qu'au moment où elle apparaît, le pus, produit inflammatoire, n'est pas encore formé.

La douleur, avons-nous dit, est le phénomène initial, nous ajoutons qu'elle a, comme symptôme, une valeur considérable.

Nous pensons, en effet, que son intensité pourra mettre sur la voie de la forme qu'affectera la périostite.

La douleur a toujours été très-vive là où le périoste a suppuré.

Dans les degrés moindres nous ne trouvons plus, il est vrai, un rapport aussi exact. C'est ainsi que la douleur a quelquefois été plus vive dans les cas où la périostite se terminait par résolution que dans d'autres où il y avait exostose persistante, ou phlegmon.

Chez un de nos malades, en même temps qu'il y avait douleur très-vive et consécutivement phlegmon périostique au tibia droit, deux exostoses se développaient sans douleur au tibia et au fémur gauche, qui demeuraient inaperçues. La douleur persiste assez longtemps, 10 à 15 jours ; quand il y a collection purulente, elle ne cesse qu'après que le pus a trouvé une issue au dehors.

Plusieurs jours seulement après la douleur, apparaît la tuméfaction ; elle se montre lentement et ne prend pas de proportions bien étendues, la tumeur dont le relief ne dépasse pas 15 à 20 millimètres est inégale, mamelonnée. La peau reste saine et mobile, ce n'est que plus tard qu'elle pourra prendre parfois une légère teinte érysipèlateuse; il n'y a ni œdème ni dilatation veineuse.

La fluctuation est toujours difficile à constater, tant à cause de la douleur que provoque sa recherche, qu'à cause du peu d'étendue de son foyer.

N'omettons pas de dire que nous n'avons pas vu, pour notre compte, le pus fétide.

Besoin n'est, croyons-nous, de nous étendre sur le diagnostic de cette affection.

Chez les convalescents de fièvre typhoïde, une douleur vive, lancinante, localisée, qu'une pression directe sur l'os exagère, mettra en garde le médecin, alors même qu'il n'y aurait pas eu de traumatisme antérieur. Si un os situé profondément en est le siége, une pression directe la provoque contrairement à ce qui a lieu si en dehors de lui on comprime les muscles qui entourent cet os. Si l'os est superficiel, ce qui est le cas le plus fréquent, la peau restant saine, la douleur ne peut avoir d'autre siége que l'os ou son enveloppe; on sentira bientôt celle-ci dure et mamelonnée.

Peut-on confondre avec le *rhumatisme musculaire*? Peut-être quand l'os est profondément situé, mais alors la douleur est moins circonscrite, moins aiguë, et plus tard une tuméfaction limitée ne laissera plus de doute. Le *phelgmon* est peu fréquent dans la jeunesse; il a été généralement précédé d'une violence plus considérable; il s'annonce en plus de la douleur par un gonflement presque immédiat qui contraste avec la lenteur du développement de la périostite, dans celle-ci le gonflement ne suivant que de loin la douleur; il en diffère enfin par une inflammation franche de la peau.

La périostite, ainsi qu'il résulte des observations, paraît avoir une préférence marquée pour les membres inférieurs.

Mais cette espèce de sélection n'est pas le fait de sa cause typhique; M. Parrot dit avoir rencontré les périostites qui surviennent chez les nouveau-nés syphilitiques, le plus souvent à la face interne du tibia, et à l'extrémité inférieure de l'humérus. C'est aussi habituellement sur la crête du tibia et sur sa face interne qui se montrent les exostoses chez les adultes syphilitiques.

Le pronostic de ces affections nous paraît peu grave, nous n'avons jamais vu la mort en être la terminaison.

Quand il y a périostite suppurée, sa durée est longue, plusieurs mois; nous avons vu les séquestres s'éliminer seulement après un temps qui a varié de deux à quatre ans.

Dans un cas de nécrose du pariétal, dont nous avons eu connaissance, cette élimination a eu lieu au bout de dix mois.

Peut-être pourrait-on hâter la guérison en extrayant la portion d'os nécrosé, après avoir agrandi l'ouverture. Il faudrait toutefois attendre que cette nécrose fût complète.

Que dire du traitement de la périostite ?

Crampton disait : « Il y a peu de maladies où l'art puisse autant et la nature si peu, » et il proposait de faire une incision qui allât jusqu'au périoste. Ou elle favoriserait la sortie du pus, ou elle amènerait promptement le dégorgement des parties, et la cessation de la douleur.

M. Mercier dit au contraire que quand le pus est formé, il faut se garder de lui donner issue avec le bistouri, mais attendre sa résorption ou sa sortie spontanée.

Nous pensons que, au début de la périostite, et alors qu'on ne sait si elle se terminera par résolution, exostose ou suppuration, il n'y a pas lieu, en effet, de faire d'incision.

On pourra employer, alors, les cataplasmes, la pommade mercurielle belladonée, le vésicatoire, bien que rien de tout cela n'ait donné de sérieux résultats ; mais si la douleur est très-vive, ce qui nous indique la formation d'un abcès, et surtout si le pus est déjà collecté, nous n'hésiterons pas à faciliter sa sortie, ce qui aura le double avantage de faire cesser la douleur, d'arrêter le décollement du périoste et par suite l'étendue de la nécrose.

Quant à l'iodure de potassium, il n'a donné de résultats ni à M. Mercier, ni à nous.

Les toniques sont indiqués ; l'huile de foie de morue a assez bien réussi chez nos malades. La principale indication est d'ailleurs de relever l'état général.

On a conseillé les injections répétées dans le trajet fistuleux, d'eau légèrement acidulée pour dissoudre la portion d'os nécrosé ; nous ne les avons pas vu employer.

Et maintenant quel nom convenait-il de donner à cette forme de la maladie que nous avons décrite ? ainsi que les observations nous le montrent, elle présente trois aspects dont deux sont bien distincts selon qu'il y a seulement exostose ou suppuration. Dans le premier cas, c'est une exostose productive, soit, mais dans le second où nous avons non-seulement périostite suppurée, mais encore ostéite et nécrose ? Ces cas, abstraction faite de la cause qui les a produits, sont bien ce que M. Chassaignac a décrit sous le nom d'abcès sous périostiques aigus. Cette dénomination a du moins le mérite de ne rien préjuger sur la nature et le mode de formation de la collection purulente. « En nous bornant, dit-il, à préciser le fait brut et anatomique de la présence du pus entre la surface de l'os et sa membrane d'enveloppe, nous sommes sûr de ne rien avancer qui ne soit très-exact ; avantage qui ne saurait appartenir aux dénominations *d'ostéites superficielles* ou de *périostite suppurative* qui tranchent des questions bien difficiles à résoudre pour le clinicien. »

Aussi, s'il n'adopte pas la dénomination de périostite, ce n'est pas qu'il croie à la possibilité d'un abcès sous périostique sans qu'il y ait inflammation du périoste, mais comme il n'est pas prouvé qu'elle soit dans tous les cas le phénomène initial, il eût cru faire abus de langage en donnant une extension exagérée à la part très-large sans doute, mais non exclusive que prend le périoste dans cette affection.

De son côté, M. le professeur Gosselin dit à propos de la nécrose que la cause n'en est pas due au décollement du périoste qui cesserait d'envoyer des vaisseaux à l'os.

« A quoi cela est-il dû? A un élément capital de la maladie, qui n'a pas le temps d'intervenir dans les cas de décollement circulaire complet du périoste avec ou sans destruction de la moelle. Cet élément, c'est l'ostéite suppurante elle-même avec les modifications qui l'accompagnent. En effet, quand l'ostéite devient suppurative dans l'épaisseur même du tissu compacte, où se forme, où se dépose le pus? J'ai déjà dit plus haut que c'était dans les canalicules de Havers. Certainement, ils sont bien petits, mais qu'importe? La suppuration les envahit et alors que deviennent les vaisseaux sanguins? Les uns continuent d'exister et de laisser passer le sang, mais les autres comprimés par le pus ou détruits par l'inflammation disparaissent. Je vois dans le resserrement des canalicules de Havers une cause de mortification; cette cause est surajoutée si vous le voulez à l'insuffisance vasculaire produite par les lésions du périoste et de la membrane médullaire, mais elle est capitale lorsque ces dernières n'existent pas, ou lorsqu'elles sont restées très-modérées. Peut-être y a-t-il une autre cause de mortification; c'est l'altération concomitante des corpuscules osseux. Peut-être se produit-il dans le tissu compacte enflammé quelque chose d'analogue à ce que Ranvier a décrit pour la carie?

Ce qui pour moi est acquis, c'est la participation de l'ostéite elle-même à la production de la nécrose et la coïncidence inévitable de celle-ci avec l'hypérostose. En effet l'ostéite parenchymateuse suppurée amène presque inévitablement ces deux résultats : sur certains points, production anormale de substance osseuse avec conservation de la vie, et sur d'autres destruction de la vie après cette même production anormale. »

Il rejette pour son compte ces dénominations d'abcès sous périostique et de périostite phlegmoneuse dont on s'était servi pour les cas de ce genre qui sont suivis de nécrose. » Ce n'est pas seulement à cause de la périostite, c'est aussi, et surtout à cause de l'ostéite que la nécrose a lieu; et alors ne vaut-il pas mieux caractériser la maladie par la chose principale, l'ostéite, que par la chose accessoire, la périostite? »

Ainsi donc, M. Chassaignac n'admet pas la dénomination d'ostéite qui, au contraire, a pour M. Gosselin, le mérite de caractériser la maladie par sa principale lésion; tous les deux rejettent celle de périostite. Nous allons dire en quelques mots ce qui nous la fait choisir, malgré les deux savants maîtres.

Nous avons montré d'après nos observations, et tout le monde est d'accord à ce sujet, que tous les cas de phegmasie profonde ne se terminaient pas toujours par suppuration : nous avons vu des abcès sous périostiques chez des sujets; chez d'autres des exostoses, ces deux lésions souvent même réunies chez le même individu. De plus et comme symptôme concomitant sur certains os indemnes, des douleurs analogues aux douleurs ostéocopes de la syphilis. Ces douleurs après avoir duré un certain temps disparaissaient sans laisser de traces, ou bien du gonflement apparaissait, puis de l'hypérostose, voire même du pus. Nous avons cru pouvoir faire de ces différents phénomènes sinon les trois phases d'une même maladie, du moins des manifestations différentes de celle-ci.

Qu'il puisse y avoir à la fois exostose et abcès sous périostique, cela ne fait de doute pour personne.

« L'ostéite parenchymateuse est presque toujours productive et condensante en même temps que suppurative ; elle est l'une et l'autre sur certains points, tandis que sur d'autres elle est ou productive ou suppurative.

Il nous semble qu'il est facile d'expliquer ces différents degrés d'inflammation.

Nous avons vu que la couche interne du périoste, couche ostéogénique, était traversée par des vaisseaux nombreux et composée de grosses cellules à noyau, destinées à devenir des ostéoplates et agglutinées par une matière amorphe qui s'incruste de sels calcaires. Il est démontré que sous l'influence d'une irritation, ces cellules peuvent subir des transformations remarquables : cette irritation est-elle très-vive, la cellule se transformera en globule de pus, et nous aurons bientôt un de ces abcès dont le siége est en effet sous le périoste; est-elle moins marquée « cette irritation qui fait naître et entretient leur activité, » les cellules se contenteront d'augmenter de nombre, de proliférer, sans changer de caractère; il y aura seulement surexcitation de la fonction, et production non de pus mais de tissu osseux véritable, quoique différant un peu, nous l'avons vu, du tissu osseux normal.

Les phénomènes cliniques nous ont montré qu'il y a, dans tous ces cas, inflammation du périoste, quoique à un degré différent.

L'anatomie pathologique nous prouve que ces productions osseuses sont bien sous la dépendance du périoste, et une conséquence de son inflammation.

Wirchow, Henri Müller et depuis MM. Cornil et Ranvier ont admirablement décrit ces phénomènes d'hyperplasie et d'hétéroplasie.

« Sous l'influence d'une irritation légère, on observe une hyperplasie simple des éléments cellulaires : cela veut dire que les cellules anciennes ont donné naissance à de nouvelles cellules qui ont conservé les propriétés de leurs parents : c'est l'idée représentée exactement par le mot hyperplasie de Wirchow. »

Si l'inflammation est plus intense, le tissu ancien est détruit et se transforme en un tissu embryonnaire ; ce n'est plus alors une hyperplasie, mais une hétéroplasie inflammatoire.

Voilà bien, il nous semble, deux degrés différents, deux

manifestations distinctes d'une même inflammation. Plus tard, si celle-ci a été très-violente, s'il y a eu phlemgon sous périostique et par suite décollement de cette membrane, nous pourrons avoir une nécrose, due soit au décollement du périoste et à la rupture des vaisseaux qui vont à l'os, soit à l'ostéite provoquée par la présence des globules du pus dans les canaux de Havers; mais cette nécrose, ainsi que l'ostéite, si ostéite il y a, n'en sont pas moins la conséquence de la périostite, et comme elles peuvent ne pas survenir, il importe là encore de caractériser la maladie par le phénomène qui ne manque jamais, la périostite.

Mais nous avons dit qu'il y avait un premier degré de la maladie, caractérisé surtout par de la douleur et où le gonflement pouvait manquer complètement, ou bien après avoir été peu sensible, disparaître. Nous nous sommes surtout basé sur le caractère de la douleur, pour rattacher cet état aux inflammations du périoste.

Ce que l'observation clinique nous avait enseigné, l'anatomie pathologique nous l'explique encore.

« Ces cellules embryonnaires du début de l'ostéite et de la périostite ne donnent pas constamment, quoiqu'elles donnent souvent lieu à une formation osseuse nouvelle. Elles peuvent avorter, c'est-à-dire disparaître par résolution, en même temps que les autres caractères anatomiques s'effacent, et le périoste reprendre alors, ainsi que l'os lui-même s'il a participé au premier degré, de l'inflammation, son état anatomique normal. »

Voilà donc une affection qui survient dans la convalescence d'une maladie grave, soit spontanément, soit sous l'influence d'un traumatisme. Tantôt elle ne se manifestera que par de la douleur et un gonflement qui disparaîtra bientôt; tantôt cette inflammation plus considérable donnera lieu à une exostose persistante; tantôt enfin il y aura gonflement du périoste abcès sous périostique, dénudation d'une portion de l'os nécrosé et élimination d'un séquestre.

L'un ou l'autre de ces états, tous les trois même, pourront se montrer simultanément chez le même malade.

En résumé :

1° La fièvre typhoïde, comme la variole et la scarlatine, peuvent dans leur convalescence être la cause d'altérations du système osseux ou de ses enveloppes, qui sont par ordre de fréquence : la périostite, le phlegmon sous périostique, la nécrose;

2° Les os atteints sont le plus souvent le tibia, ensuite l'humérus, le cubitus et le maxillaire supérieur;

3° Chaque maladie conserve les caractères qui lui sont propres sans être modifiée par la cause qui l'a produite.

ROUEN. — IMPRIMERIE CH.-F. LAPIERRE.

www.ingramcontent.com/pod-product-compliance
Ingram Content Group UK Ltd.
Pitfield, Milton Keynes, MK11 3LW, UK
UKHW020455220726
13923UKWH00006B/2557

9 782019 287719